新型冠状病毒感染防护

主编单位　广东省疾病预防控制中心

主　　编　何剑峰　宋　铁

U0263193

SPM 南方出版传媒

广东科技出版社 | 全国优秀出版社

·广　州·

图书在版编目（CIP）数据

新型冠状病毒感染防护 / 何剑峰，宋铁主编. —广州：广东科技出版社，2020.1（2020.1重印）
ISBN 978-7-5359-7419-8

Ⅰ.①新… Ⅱ.①何… ②宋… Ⅲ.①日冕形病毒—病毒病—肺炎—预防（卫生） Ⅳ.①R563.101

中国版本图书馆CIP数据核字（2020）第019183号

新型冠状病毒感染防护
Xinxing Guanzhuangbingdu Ganran Fanghu

出 版 人：朱文清
项目策划：朱文清　严奉强　李希希
责任编辑：吕　健　曾永琳　黎青青　马霄行　邹　荣
封面设计：林少娟　李　晶
版面设计：友间文化
责任校对：陈　静　李云柯
责任印制：彭海波
出版发行：广东科技出版社
　　　　　（广州市环市东路水荫路11号　邮政编码：510075）
销售热线：020-37592148 / 37607413
http://www.gdstp.com.cn
E-mail：gdkjzbb@gdstp.com.cn（编务室）
经　　销：广东新华发行集团股份有限公司
印　　刷：广州市岭美文化科技有限公司
　　　　　（广州市荔湾区花地大道南海南工商贸易区A幢　邮政编码：510385）
规　　格：889mm×1 194mm　1/32　印张2.5　字数50千
版　　次：2020年1月第1版
　　　　　2020年1月第3次印刷
定　　价：8.00元

前言

2020年1月，湖北省武汉市等多个地区发生新型冠状病毒感染的肺炎疫情，党中央、国务院高度重视。中共中央总书记、国家主席、中央军委主席习近平作出重要指示：各级党委和政府及有关部门要把人民群众生命安全和身体健康放在第一位，制定周密方案，组织各方力量开展防控，采取切实有效措施，坚决遏制疫情蔓延势头；要全力救治患者，尽快查明病毒感染和传播原因，加强病例监测，规范处置流程；要加强舆论引导，加强有关政策措施宣传解读工作，坚决维护社会大局稳定。（引自新华社2020年1月20日电《习近平对新型冠状病毒感染的肺炎疫情作重要指示》）

为此，广东省出版集团、南方出版传媒股份有限公司所属广东科技出版社联手广东省疾病预防控制中心，本着服务大局、服务社会、服务大众的宗旨，以高度使命感和责任感，加班加点、昼夜奋战，迅速推出《新型冠状病毒感染防护》科普图书。

全书聚焦广大群众热切关注的焦点，采用问答形式，分常识篇、症状篇、预防篇和误区篇四个部分，做了简明的答问，引领大众正确认识此次疫情的发生发展，新型冠状病毒感染的临床表现、易感人群、传播途径以及规范的防护措施等，旨在拨开笼罩在大众头上的疫情疑云，扫清因不明真相而产生的不必要恐慌和错误解读，引导大众树立对此次事件正确的认识态度，采取积极的防范措施。

　　本书内容规范，图文并茂，深入浅出，力求对新型冠状病毒感染的相关知识进行详尽、科学、通俗的解释，为广大群众提供一份及时、权威的防疫抗疫指引，为人民群众的生命安全和身体健康做出应有的贡献。

编者

2020年1月

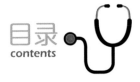

目录
contents

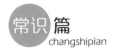

常识篇
changshipian

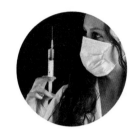

●**目 录**

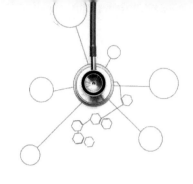

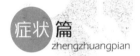
zhengzhuangpian

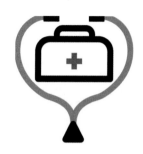

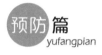

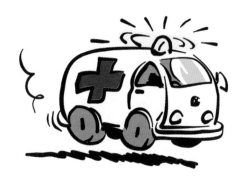

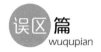

常识篇

changshipian

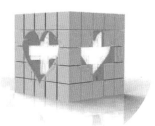

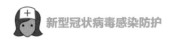

Q 一、什么是冠状病毒？

冠状病毒是在自然界广泛存在的一个大型病毒家族，因其在电镜下观察形态类似王冠而得名，主要引起人类呼吸系统疾病。

目前已发现感染人的冠状病毒有7种，其中严重急性呼吸综合征冠状病毒（SARS-CoV）、中东呼吸综合征相关冠状病毒（MERS-CoV）和新型冠状病毒（2019-nCoV）等可引起较为严重的人类疾病。

冠状病毒除感染人类以外，还可感染猪、牛、猫、犬、貂、骆驼、蝙蝠、鼠、刺猬等多种哺乳动物及多种鸟类。

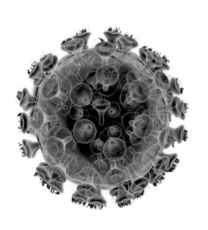
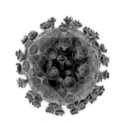

Q 二、什么是新型冠状病毒？

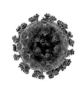

　　新型冠状病毒是指以前从未在人类中发现的冠状病毒新毒株。2019年12月导致武汉病毒性肺炎疫情暴发的病毒为新型冠状病毒，世界卫生组织将该病毒命名为2019-nCoV。

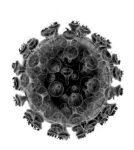

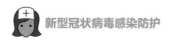

⊙ 三、新型冠状病毒与SARS病毒、MERS病毒的区别是什么？

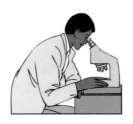

新型冠状病毒与SARS病毒、MERS病毒是同属于冠状病毒大家族里的"兄弟姐妹"，基因进化分析显示它们分属于不同的亚群分支，病毒基因序列有差异。

Q 四、哪些冠状病毒能感染人类？

迄今为止，除本次在武汉引起病毒性肺炎疫情暴发的新型冠状病毒（2019-nCoV）外，共发现6种可感染人类的冠状病毒，分别是HCoV-229E、HCoV-OC43、SARS-CoV、HCoV-NL63、HCoV-HKU1和MERS-CoV。

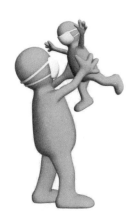

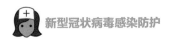

Q 五、新型冠状病毒会人传人吗?

会!新型冠状病毒虽然来源尚不明确,但是具备在人与人之间传播的能力,已发现其在医疗机构与社区中存在人与人传播。

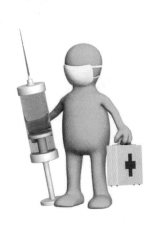

Q 六、新型冠状病毒是怎么传播的?

　　根据中国疾病预防控制中心的分析,可以肯定新型冠状病毒存在飞沫传播,也几乎可以确定存在接触传播,但尚不能确定是否存在空气传播。

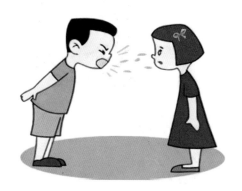

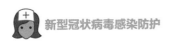

Q 七、新型冠状病毒的传播强度大吗？

　　根据中国疾病预防控制中心的分析，新型冠状病毒具有一定的传播强度，如果不采取防护措施，理论上1名患者可以将病毒传播给2~3人。

🅀 八、处于潜伏期的新型冠状病毒感染的肺炎患者会传染他人吗？

会。新型冠状病毒感染的肺炎患者潜伏期在10天左右，最短是1天，最长是14天。

患者在潜伏期有传染性，所以会传染他人。

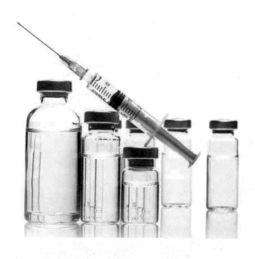

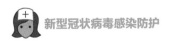

Q 九、冠状病毒离开人体后，
在环境中可以存活多久？

　　以人冠状病毒中SARS-CoV为例，其于室温24℃条件下在尿液里至少可存活10天，在腹泻患者的痰液和粪便里能存活5天以上，在血液中可存活约15天，在塑料、玻璃、马赛克、金属、布料、复印纸等多种物体表面均可存活2~3天。

　　目前暂没有新型冠状病毒（2019-nCoV）在环境中能存活多久的研究数据。

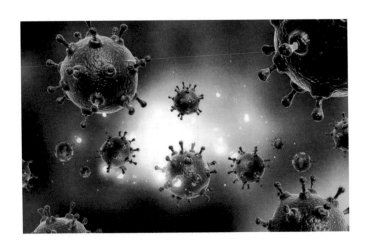

Q 十、有针对新型冠状病毒的疫苗吗？

新型冠状病毒是一种新发现的病毒，目前尚无可用疫苗。开发一种新型疫苗可能需要若干年的时间。

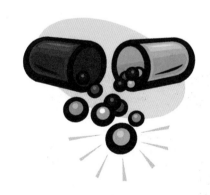

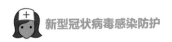

❓ 十一、如何快速检测新型冠状病毒？和流感病毒的检测方法相同吗？

对痰液、咽拭子、下呼吸道分泌物等标本进行实时荧光RT-PCR检测新型冠状病毒核酸，一般4个小时可出结果。检测方法与流感病毒的检测方法相同。

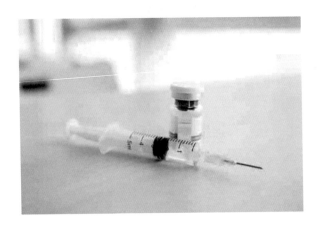

Q 十二、新型冠状病毒感染有药物可以预防吗？

暂时没有。对于病毒性疾病，除少数疾病如流感外，通常无特效药可以预防。

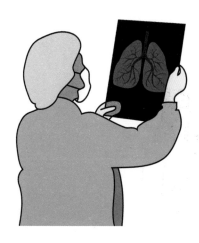

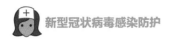

Q 十三、新型冠状病毒感染的
肺炎能治疗吗？

虽然目前对于新型冠状病毒所致疾病没有特定的治疗方法，但许多症状能对症处理，可以有效减轻患者病情。此外，辅助护理可能对感染者的康复非常有效。

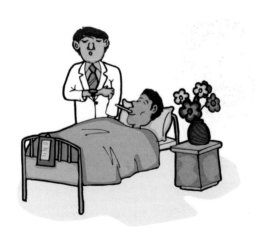

Q 十四、什么是密切接触者？

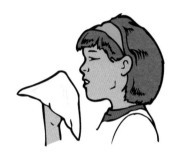

　　简单地说，密切接触者是指跟患者（疑似或确诊病例）有过近距离（2米范围内）接触，如与患者乘坐同一交通工具（同乘航班前后2排乘客和机组人员、火车及高铁同节车厢前后2排乘客、汽车同乘全部人员）、共用一个教室、在同一所房屋中生活，但又未做任何防护措施（如戴口罩等）的人员。

　　是否属于密切接触者，最终需要疾病预防控制中心的专业人员进行流行病学调查后做出专业判定。

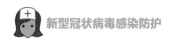

Ⓠ 十五、如果接到疾病预防控制部门通知，你是一位密切接触者，怎么办？

按照要求，密切接触者需要进行居家医学隔离观察，不用恐慌。作为密切接触者，不要上班，不要随便外出，做好自我身体状况观察，定期接受社区医生的随访。如果出现发热、咳嗽等异常临床表现，要及时向当地社区随访医生报告，在其指导下到指定医疗部门进行排查、诊治。

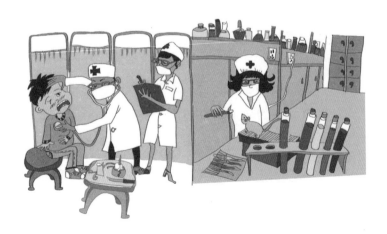

Q 十六、为什么要对密切接触者隔离观察14天？

对密切接触者隔离观察主要是为了采取围堵策略，切断此病毒的传播，这是一种对公众健康安全负责任的态度，也是国际社会通行的做法。

基于目前对新型冠状病毒感染的肺炎的认识，从接触病毒到发病的最长时间为14天，所以我们需要对密切接触者隔离观察14天。过了14天，如果没有发病，才可以判定此人未被感染。

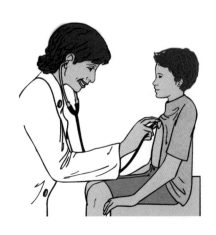

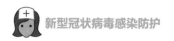

❓ 十七、传染病共分为几类？
新型冠状病毒感染的肺炎属于哪一类？

《中华人民共和国传染病防治法》规定管理的传染病分甲、乙、丙三类，原有39种。甲类传染病是指传染性强、病死率高、易引起大流行的烈性传染病，如鼠疫、霍乱。

2020年1月20日，经国务院批准，新型冠状病毒感染的肺炎被纳入《中华人民共和国传染病防治法》规定的乙类传染病，采取甲类传染病的防控措施进行管理。

拓展阅读1

Q 十八、感染新型冠状病毒 一定会得肺炎吗？

根据目前掌握的信息，新型冠状病毒感染的病例均会出现不同程度的肺部影像学改变，也就是说都有肺炎的表现。随着对疾病认识的深入，也可能会发现无肺炎表现的患者。

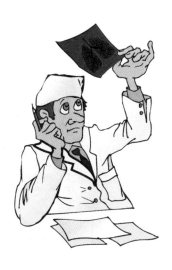

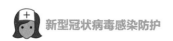

Q 十九、新型冠状病毒感染的肺炎患者去医院就医需要注意什么？

患者去医院就医应注意正确佩戴口罩，最好是一次性医用口罩，并主动告知医生自己的旅行史、接触史，帮助医生判断病情。

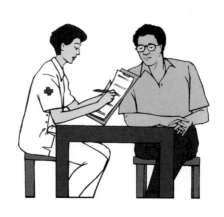

症状篇

zhengzhuangpian

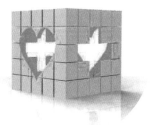

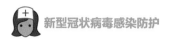

Q 一、人感染冠状病毒后会有什么症状？

人感染冠状病毒的症状严重程度不等，常见的临床表现有发热、咳嗽、气促和呼吸困难等。在较严重的病例中，感染可导致肺炎、严重急性呼吸综合征、肾衰竭，甚至死亡。

此次新型冠状病毒感染的肺炎病例的临床症状以发热、乏力、干咳为主要表现，鼻塞、流涕等上呼吸道症状少见。约半数患者在1周后会出现呼吸困难，严重者可快速进展为急性呼吸窘迫综合征、脓毒症休克、难以纠正的代谢性酸中毒和出凝血功能障碍。部分患者起病症状轻微，可无发热，少数患者病情危重，甚至死亡。

拓展阅读2

Q 二、如果出现发热、乏力、咳嗽等临床表现，是否意味着自己被新型冠状病毒感染了？

很多呼吸道疾病都会出现发热、乏力、干咳等表现，是否被新型冠状病毒感染，需要医生根据患者发病前的活动情况、是否接触过可疑病例、实验室检测结果等信息来综合判断。因此，一旦出现疑似新型冠状病毒感染的症状，请不要恐慌，应做好自身防护并及时就医。

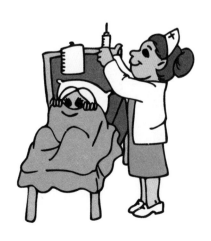

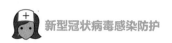

Q 三、出现什么症状需要就医？

如果出现发热、乏力、肌肉酸痛、咳嗽、咳痰、气促等症状，都应及时就医，并同时告诉医生发病前两周的旅行史，以便医生快速做出诊断。

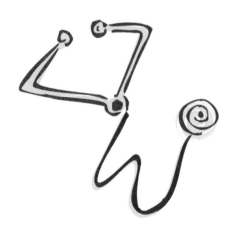

Q 四、目前医院对发热、咳嗽病例的就诊流程是怎样的？如何诊断新型冠状病毒感染的肺炎？

医院对发热、咳嗽病例的就诊流程：患者前来就诊，首先会到预检分诊处，由护士测量体温。如果有发热、咳嗽，护士会给患者戴上医用口罩，引导至发热门诊就诊，门诊医生会根据患者的信息，在问诊与检查过程中，重点询问患者发病前2周是否到过疾病流行地区，是否有与类似病例接触的情况。若患者的临床表现符合新型冠状病毒感染的肺炎疑似病例的定义，且曾到过疾病流行地区或与类似病例接触过，那么就会被立即收治入院隔离治疗。同时采集咽拭子、痰液等标本送疾病预防控制中心或有条件的医院实验室进行新型冠状病毒检测。如果检测结果为阳性，即可确诊。

拓展阅读3

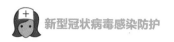

Q 五、怀疑自己有新型冠状病毒感染的症状怎么办?

如果怀疑自己可能受到新型冠状病毒感染,就不要去上班或上学,应主动戴上口罩到就近的定点救治医院发热门诊就诊。如果去过疾病流行地区,应主动告诉医生;发病后接触过什么人,也应告诉医生,配合医生开展相关调查。同时要加强居家通风和消毒,在家戴口罩,避免近距离接触家人,注意个人卫生,勤洗手。

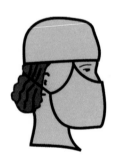

Q 六、怀疑周围的人感染新型冠状病毒怎么办？

如果怀疑周围的人感染了新型冠状病毒，首先应自己佩戴口罩，与对方保持距离，避免与对方近距离交流，然后建议对方佩戴口罩，及时前往就近的定点救治医院发热门诊接受治疗。

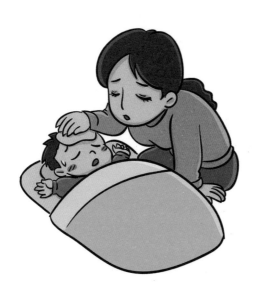

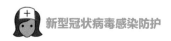

Q 七、新型冠状病毒感染引起的症状 与SARS、流感、普通感冒 有什么区别？

新型冠状病毒感染以发热、乏力、干咳为主要表现，并会出现肺炎。但值得关注的是，早期患者可能不发热，仅有畏寒和呼吸道感染症状，但CT会显示有肺炎现象。新型冠状病毒感染引起的重症病例症状与SARS类似。

流感的临床表现为高热、咳嗽、咽痛及肌肉疼痛等，有时也可引起肺炎，但是并不常见。

普通感冒的症状为鼻塞、流鼻涕等，多数患者症状较轻，一般不引起肺炎症状。

Q 八、哪类人群容易感染
新型冠状病毒？

新型冠状病毒感染的肺
炎是一种全新的冠状病毒肺
炎，人群对新型冠状病毒普
遍缺乏免疫力，该病毒具有
人群易感性。老年人、青壮
年及儿童均有发病，目前以
老年人发病多见。

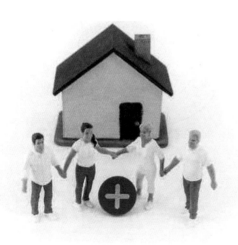

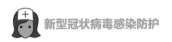

Q 九、哪类人群感染新型冠状病毒后容易出现重症？

免疫功能较差的人群，例如老年人、孕产妇，或存在肝肾功能障碍的人群，病情进展相对更快，严重程度更高。当然，很多免疫功能正常的人群，感染以后也可因为严重的炎症反应，导致急性呼吸窘迫综合征或脓毒症表现，所以不能掉以轻心。

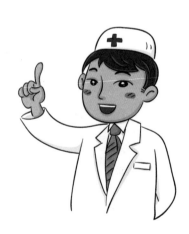

预防篇

yufangpian

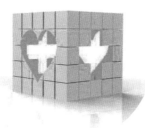

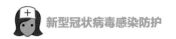

Q 一、如何预防新型冠状病毒感染？

预防新型冠状病毒感染，应采取以下措施：

1．避免去疫情流行区，避免与来自疫情流行区的人员近距离接触。

2．生活在疫情流行区的人员尽量不外出，出门戴口罩，回家要洗手。

3．如果家中有来自疫情流行区的人员，应尽可能安排其与家中的其他人待在不同的房间里，戴口罩、勤洗手、避免共用家居用品。

4．避免到人流密集的场所。避免到封闭、空气不流通的公共场所和人多聚集的地方，特别是儿童、老年人及免疫功能较差的人群。外出要佩戴口罩。

5．加强开窗通风。居家每天都应该开窗通风一段时间，加强空气流通，以有效预防呼吸道传染病。

6．加强锻炼、规律作息，提高自身免疫力。

7．注意个人卫生。勤洗手，用肥皂和清水搓洗20秒以上。打喷嚏或咳嗽时注意用纸巾或屈肘掩住口鼻，不宜直接用双手捂住口鼻。

8．及时观察就医。如果出现发热（特别是高热不退）、咳嗽、气促等呼吸道感染症状，应佩戴口罩及时就医。

拓展阅读4

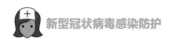

❓ 二、近期去过疫情流行区，
回到居住地后要注意什么？

如果近期去过疫情流行区如湖北等地，回到居住地后要向居委会报备自己情况，自行居家隔离14天，期间密切观察自己及周围人的健康状况。如果14天后没有出现任何不适，可解除隔离观察。

如出现发热、乏力、干咳、肌肉酸痛、气促等症状，应正确佩戴口罩立即就医，就医时应主动告知医生自己的疫区旅行史和接触史。

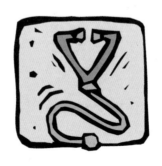

❓ 三、咳嗽和打喷嚏时要注意什么？

咳嗽和打喷嚏时，含有病毒的飞沫可散布到大约2米范围内的空气中，周围的人可因吸入这些飞沫而被感染。因此要注意：

1．咳嗽和打喷嚏时应用纸巾或屈肘（而不是双手）遮掩口鼻。

2．咳嗽和打喷嚏时用过的纸巾放入有盖的垃圾桶内。

3．咳嗽和打喷嚏后最好用肥皂或洗手液彻底清洗双手。

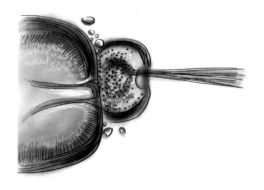

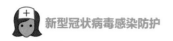

Q 四、中医药可以防治新型 冠状病毒感染的肺炎吗？

国家卫生健康委员会和国家中医药管理局2020年1月27日联合发布的《新型冠状病毒感染的肺炎诊疗方案（试行第四版）》中提出了新型冠状病毒感染的肺炎中药治疗方案（见附录）。

广东省中医药局2020年1月24日发布《关于印发广东省新型冠状病毒感染的肺炎中医药治疗方案（试行第一版）的通知》，分疾病病发的早期、中期、极期、恢复期四个阶段给出了不同的中医药治疗方案（见本页二维码链接内容）。

拓展阅读5

Q 五、针对新型冠状病毒，
该如何进行消毒？

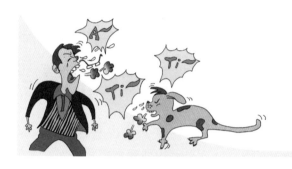

　　新型冠状病毒怕热，在56℃条件下，30分钟就能杀灭病毒；含氯消毒剂、酒精、碘类、过氧化物类等多种消毒剂也可杀灭该病毒。

　　皮肤消毒可选用75%的酒精和碘伏等（注：黏膜用碘伏或其他黏膜消毒剂）。居家环境消毒可选用含氯消毒剂（如84消毒液、漂白粉或其他含氯消毒粉、泡腾片），根据商品说明书的要求配制成有效氯浓度为500mg/L的溶液擦拭或浸泡消毒。耐热物品可采用煮沸15分钟的方法进行消毒。太阳光及紫外线灯则适用于空气、衣物、毛绒玩具、被褥等的消毒。

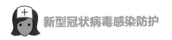

Q 六、怎样选择口罩？买不到口罩怎么办？

戴口罩是阻断呼吸道分泌物传播的有效手段。目前市面上能看到的口罩主要有医用防护口罩（N95及以上级别）、医用外科口罩和一次性医用口罩。此外，市场上还有各种明星时常佩戴的棉布口罩、海绵口罩等"网红口罩"。

单从防护效果来看，医用防护口罩（N95及以上级别）防护效果最强，然后是医用外科口罩，再次是一次性医用口罩。医用防护口罩（N95及以上级别）防病效果好，但透气性差，呼吸阻力较大，不适合长时间佩戴。

普通民众如果没有医用口罩甚至买不到口罩，那么可以选用任何可以遮掩口鼻的物品佩戴，戴什么都有保护作用，戴好过不戴，勤换勤洗即可。

医用防护口罩（N95及以上级别）主要是医生使用，普通民众并不需要如此高级别的防护。

拓展阅读6

❓ 七、可以选用带气阀的口罩吗？

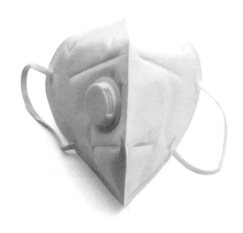

　　带气阀的口罩作用是通过呼气阀降低口罩呼气阻力，提高戴口罩时的舒适性；但由于呼气阀是单向的，只能向外排放气体，因此这种口罩主要用于健康人的防护。

　　疑似感染患者不允许使用带气阀的口罩，这是为了防止患者的飞沫通过气阀排出去传染他人。

ⓠ 八、怎样正确戴口罩？

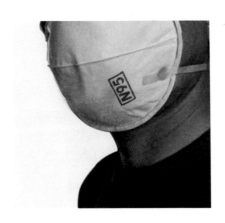

戴口罩时，要将折面完全展开，将嘴、鼻、下颌完全包住，然后压紧鼻夹，使口罩与面部完全贴合。

戴口罩前要及时洗手，在戴口罩过程中避免手接触到口罩内面，以降低口罩被污染的可能。要分清楚口罩的内外、上下，浅色面为内面，内面应该贴着口鼻，深色面朝外；有金属条（鼻夹）的一端是口罩的上方。

口罩不可内外面戴反，更不能两面轮流戴。

Q 九、口罩戴多久需要更换一次？

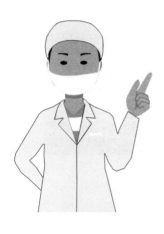

　　为了防止感染，有些人可能一天到晚都戴着口罩，但这样会使鼻黏膜变得脆弱，失去鼻腔的原有生理功能，降低抵抗力。因此，在人口密度不高、较通风的场所，可以不佩戴口罩。

　　建议每隔2~4小时更换一次口罩。若口罩被污染或变潮湿，应第一时间更换。一次性口罩不能重复使用，非一次性口罩建议清洗、消毒并晾干后再次使用。

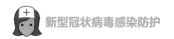

❓ 十、用过的一次性口罩如何处理？

　　用过的一次性口罩不可以乱扔，要将口鼻接触面朝外对折（发热患者口罩的口鼻面朝内对折），折叠两次后用挂耳线捆扎成型。折好后放入清洁自封袋中或用卫生纸巾包裹好后再丢弃到分类为"其他垃圾"的垃圾桶内。处理完口罩后要马上洗手。

　　如果是在医院，使用过的口罩必须包好丢进黄色的医疗废物垃圾桶中，并及时洗手。

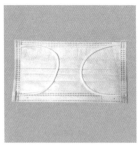
▲废弃口罩

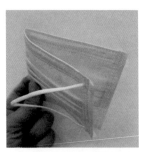
▲口罩对折口鼻接触面朝外

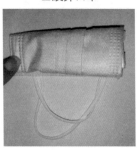
▲整理挂耳线

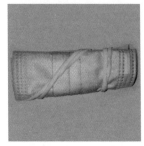
▲折叠两次后捆扎成型

Q 十一、预防新型冠状病毒感染，
有没有必要戴护目镜？

护目镜是在眼睛有被病毒污染危险的特定情况下起防护作用的专业眼镜，这和专业口罩作用一样，在病房或照顾生病家庭成员时可以使用。

日常防病戴口罩就可以了，没有必要戴护目镜。

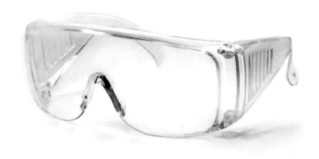

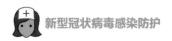

❓ 十二、怎样洗手才有效？

在餐前、便后、外出回家、接触垃圾、抚摸动物后，要记得洗手。洗手时，要注意用流动水和使用肥皂（洗手液）洗，揉搓的时间不少于20秒。为了方便记忆，揉搓步骤可简单归纳为七字口诀：内一外一夹一弓一大一立一腕。

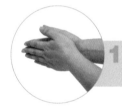

1 内：掌心对掌心，相互揉搓。

2 外：掌心对手背，两手交叉揉搓。

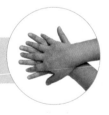

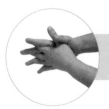

3 夹：掌心对掌心，十指交叉揉搓。

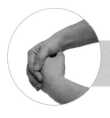

4 弓：十指弯曲紧扣，转动揉搓。

5 大：拇指握在掌心，转动揉搓。

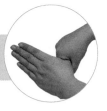

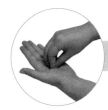

6 立：指尖在掌心揉搓。

7 腕：清洁手腕。

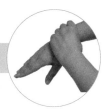

专家教你正确洗手方法

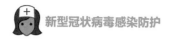

❓ 十三、预防新型冠状病毒感染 在饮食方面要注意什么？

　　日常饮食建议按照《中国居民膳食指南》进行食物搭配，应注意保持合理的饮食结构，保障均衡营养。注意食物的多样性，粗细搭配、荤素适当，多吃新鲜水果蔬菜，补充维生素与纤维素，多饮水。

　　不要听信偏方和食疗可以治疗新型冠状病毒感染的说法。如发现可疑症状，应做好防护，前往正规医院就诊。

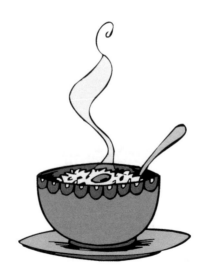

Q 十四、在家该如何预防 新型冠状病毒感染？

　　确保室内空气流通。每星期最少彻底清洁家居环境一次。当物品表面或地面被呼吸道分泌物、呕吐物或排泄物污染时，应先用吸水力强的即弃抹布清除可见的污垢，然后再用适当的消毒剂清洁消毒受污染处及其附近地方。

拓展阅读7

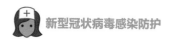

Q 十五、出门在外应如何预防 新型冠状病毒感染？

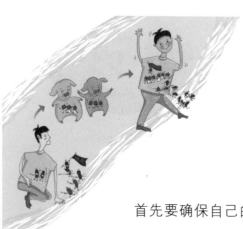

首先要确保自己的身体是健康的，如近期有发热、咳嗽等身体不适症状，应暂缓出行，先前往医院就诊。

其次出行应当尽量避开疫情流行区，如武汉。若前往其他地区，也要注意做好个人防护措施，如正确佩戴口罩，打喷嚏或咳嗽时注意用纸巾或屈肘掩住口鼻，避免手在接触公共物品或设施之后直接接触面部或眼睛，有条件时要用流水和肥皂洗手，或用免洗消毒液清洁双手。

❓ 十六、老年人、儿童等体弱人群 有哪些防护措施？

　　老年人是新型冠状病毒的易感人群，在疫情流行期间，应该做到避免出入人员密集的公共场所，减少不必要的社交活动，出行应佩戴口罩、勤洗手，加强居家环境的清洁和消毒，保持室内空气流通。

　　儿童病例虽然不多，但仍是非常需要保护的重点人群，在勤洗手、少出行、戴口罩、多通风的同时，还应该叮嘱亲戚朋友避免对儿童，尤其是婴幼儿的近距离接触，比如亲吻、逗乐等。

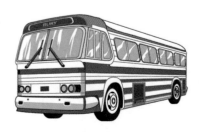

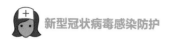

❓ 十七、参加朋友聚餐要注意采取哪些防护措施？

如果有发热、咳嗽、咽痛等不适症状，不应参加聚餐。在疾病流行季节，要减少聚餐的频次，降低患病风险。如果一定要参加，请佩戴口罩，以减少病毒传播。聚会或聚餐时，尽量选择通风良好的场所。

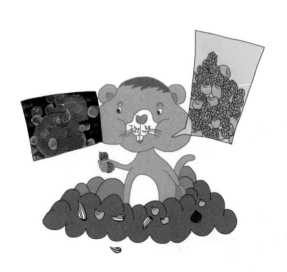

❓ 十八、去人群聚集场所要注意采取哪些防护措施？

出门戴口罩，回家快洗手。

应尽量避免去人群密集的公共场所，以减少与患病人群接触的机会。如必须前往公共场所，要佩戴口罩以降低接触病原体的风险，前提是选择正确的口罩并正确佩戴。同时应尽量避免去疾病流行地区，以降低感染风险。

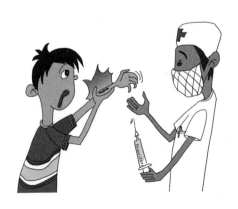

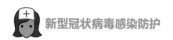

Q 十九、如果出现感染症状的人不愿意接受检测、隔离怎么办？会有相关管理规定吗？

2020年1月21日，中华人民共和国政府网站发布信息称新型冠状病毒感染的肺炎纳入法定检疫传染病管理，纳入法定的乙类传染病，并采取甲类传染病的预防、控制措施，这就意味着：拒绝隔离治疗或者隔离期未满擅自脱离隔离治疗的，可以由公安机关协助医疗机构采取强制隔离治疗措施。

无论是疑似病例、确诊病例还是密切接触者，必须依法接受隔离治疗，接受疾病预防控制机构、医疗机构有关传染病的调查、检验、采集样本、隔离治疗等预防、控制措施，如实提供有关情况。

误区篇

wuqupian

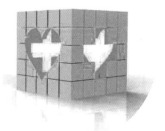

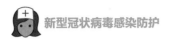

**Q 一、室内用食用醋能杀灭
新型冠状病毒吗？**

不能！食用醋所含醋酸浓度很
低，达不到消毒效果，同时易对人
的眼睛和呼吸道造成刺激。

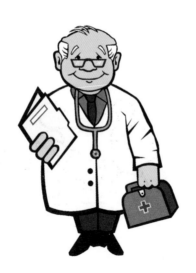

Q 二、吃抗病毒药物，
如磷酸奥司他韦等，
能预防新型冠状病毒感染吗？

虽然磷酸奥司他韦等是抗病
毒药物，但目前没有证据显示其
能够预防新型冠状病毒感染。

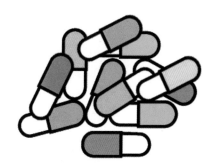

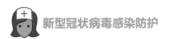

❓ 三、吃抗生素能预防新型冠状病毒感染吗？

不能！新型冠状病毒感染的肺炎病原体是病毒，而抗生素针对的是细菌。如以预防为目的，错误使用抗生素会增强病原体的耐药性。

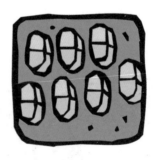

Q 四、吃维生素C能预防新型冠状病毒感染吗？

不能！维生素C可帮助机体维持正常免疫功能，但不能增强免疫力，也没有抗病毒的作用。疾病治疗过程中，摄入维生素C通常只是辅助性治疗手段。

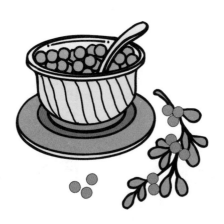

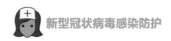

Q 五、戴多层口罩可以更好地预防新型冠状病毒感染吗？

戴一个口罩就可以了，戴上三四个口罩会使人喘不过气来，因为空气无法从正面进入鼻腔，只能从侧面进入，反而起不到防护效果。另外，不一定非要戴N95口罩，普通医用口罩也可以阻挡飞沫传播。

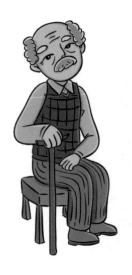

拓展阅读8

Q 六、此前流感高发时，很多民众接种了流感疫苗，是否接种了流感疫苗就不容易被新型冠状病毒感染？或者即使被感染，情况也没有那么严重呢？

流感疫苗主要是预防流感的，对新型冠状病毒感染无预防作用，所以接种了流感疫苗仍可能感染新型冠状病毒，也可能出现严重症状。

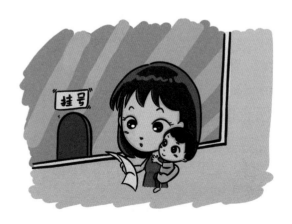

附　　录

国家卫生健康委员会、国家中医药管理局联合印发　国卫办医函〔2020〕77号

新型冠状病毒感染的肺炎诊疗方案

（试行第四版）

2019 年 12 月以来,湖北省武汉市陆续发现了多例新型冠状病毒感染的肺炎患者,随着疫情的蔓延,我国其他地区及境外也相继发现了此类病例。现已将该病纳入《中华人民共和国传染病防治法》规定的乙类传染病,并采取甲类传染病的预防、控制措施。

随着疾病认识的深入和诊疗经验的积累,我们对《新型冠状病毒感染的肺炎诊疗方案(试行第三版)》进行了修订。

一、病原学特点

新型冠状病毒属于 β 属的新型冠状病毒,有包膜,颗粒呈圆形或椭圆形,常为多形性,直径 60－140nm。其基因特征与 SARSr－CoV 和 MERSr－CoV 有明显区别。目前研究显示与蝙蝠 SARS 样冠状病毒(bat－SL－CoVZC45)同源性达 85% 以上。体外分离培养时,2019－nCoV 96 个小时左右即可在人呼吸道上皮细胞内发现,而在 Vero E6 和 Huh－7 细胞系中分离培养需约 6 天。

对冠状病毒理化特性的认识多来自对 SARS－CoV 和 MERS－CoV 的研究。病毒对紫外线和热敏感,56℃ 30 分钟、乙醚、75% 乙醇、含氯消毒剂、过氧乙酸和氯仿等脂溶剂均可有效灭活病毒,氯己定不能有效灭活病毒。

二、流行病学特点

（一）传染源。

目前所见传染源主要是新型冠状病毒感染的肺炎患者。

（二）传播途径。

经呼吸道飞沫传播是主要的传播途径,亦可通过接触传播。

（三）易感人群。

人群普遍易感。老年人及有基础疾病者感染后病情较重,儿童及婴幼儿也有发病。

三、临床特点

（一）临床表现。

基于目前的流行病学调查,潜伏期一般为 3～7 天,最长不超过 14 天。

以发热、乏力、干咳为主要表现。少数患者伴有鼻塞、流涕、腹泻等症状。重型病例多在一周后出现呼吸困难,严重者快速进展为急性呼吸窘迫综合征、脓毒症休克、难以纠正的代谢性酸中毒和出凝血功能障碍。值得注意的是重型、危重型患者病程中可为中低热,甚至无明显发热。

部分患者仅表现为低热、轻微乏力等,无肺炎表现,多在 1 周后恢复。

从目前收治的病例情况看,多数患者预后良好,儿童病例症状相对较轻,少数患者病情危重。死亡病例多见于老年人和有慢性基础疾病者。

（二）实验室检查。

发病早期外周血白细胞总数正常或减低,淋巴细胞计数减少,部分患者出现肝酶、肌酶和肌红蛋白增高。多数患者C反应蛋白(CRP)和血沉升高,降钙素原正常。严重者D—二聚体升高、外周血淋巴细胞进行性减少。

在咽拭子、痰、下呼吸道分泌物、血液等标本中可检测出新型冠状病毒核酸。

(三)胸部影像学。

早期呈现多发小斑片影及间质改变,以肺外带明显。进而发展为双肺多发磨玻璃影、浸润影,严重者可出现肺实变,胸腔积液少见。

四、诊断标准

(一)疑似病例。

结合下述流行病学史和临床表现综合分析:

1.流行病学史

(1)发病前14天内有武汉地区或其他有本地病例持续传播地区的旅行史或居住史;

(2)发病前14天内曾接触过来自武汉市或其他有本地病例持续传播地区的发热或有呼吸道症状的患者;

(3)有聚集性发病或与新型冠状病毒感染者有流行病学关联。

2.临床表现

(1)发热;

(2)具有上述肺炎影像学特征;

（3）发病早期白细胞总数正常或降低，或淋巴细胞计数减少。

有流行病学史中的任何一条，符合临床表现中任意2条。

（二）确诊病例。

疑似病例，具备以下病原学证据之一者：

1.呼吸道标本或血液标本实时荧光RT－PCR检测新型冠状病毒核酸阳性；

2.呼吸道标本或血液标本病毒基因测序，与已知的新型冠状病毒高度同源。

五、临床分型

（一）普通型。

具有发热、呼吸道等症状，影像学可见肺炎表现。

（二）重型。

符合下列任何一条：

1.呼吸窘迫，RR≥30次/分；

2.静息状态下，指氧饱和度≤93%；

3.动脉血氧分压（PaO₂）/吸氧浓度（FiO₂）≤300mmHg（1mmHg＝0.133kPa）。

（三）危重型。

符合以下情况之一者：

1.出现呼吸衰竭，且需要机械通气；

2.出现休克；

3.合并其他器官功能衰竭需ICU监护治疗。

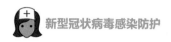

六、鉴别诊断

主要与流感病毒、副流感病毒、腺病毒、呼吸道合胞病毒、鼻病毒、人偏肺病毒、SARS 冠状病毒等其他已知病毒性肺炎鉴别，与肺炎支原体、衣原体肺炎及细菌性肺炎等鉴别。此外，还要与非感染性疾病，如血管炎、皮肌炎和机化性肺炎等鉴别。

七、病例的发现与报告

各级各类医疗机构的医务人员发现符合病例定义的疑似病例后，应立即进行隔离治疗，院内专家会诊或主诊医师会诊，仍考虑疑似病例，在 2 小时内进行网络直报，并采集呼吸道或血液标本进行新型冠状病毒核酸检测，同时尽快将疑似病人转运至定点医院。与新型冠状病毒感染的肺炎患者有流行病学关联的，即便常见呼吸道病原检测阳性，也建议及时进行新型冠状病毒病原学检测。

疑似病例连续两次呼吸道病原核酸检测阴性（采样时间至少间隔 1 天），方可排除。

八、治疗

（一）根据病情严重程度确定治疗场所。

1. 疑似及确诊病例应在具备有效隔离条件和防护条件的定点医院隔离治疗，疑似病例应单人单间隔离治疗，确诊病例可多人收治在同一病室。

2. 危重型病例应尽早收入 ICU 治疗。

（二）一般治疗。

1. 卧床休息，加强支持治疗，保证充分热量；注意水、电解质平衡,维持内环境稳定;密切监测生命体征、指氧饱和度等。

2.根据病情监测血常规、尿常规、CRP、生化指标(肝酶、心肌酶、肾功能等)、凝血功能,必要时行动脉血气分析,复查胸部影像学。

3.根据氧饱和度的变化,及时给予有效氧疗措施,包括鼻导管、面罩给氧,必要时经鼻高流量氧疗、无创或有创机械通气等。

4.抗病毒治疗:可试用 α-干扰素雾化吸入(成人每次 500 万 U,加入灭菌注射用水 2ml,每日 2 次);洛匹那韦/利托那韦(200 mg/50 mg,每粒)每次 2 粒,每日二次。

5.抗菌药物治疗:避免盲目或不恰当使用抗菌药物,尤其是联合使用广谱抗菌药物。加强细菌学监测,有继发细菌感染证据时及时应用抗菌药物。

(三)重型、危重型病例的治疗。

1.治疗原则:在对症治疗的基础上,积极防治并发症,治疗基础疾病,预防继发感染,及时进行器官功能支持。

2.呼吸支持:无创机械通气 2 小时,病情无改善,或患者不能耐受无创通气、气道分泌物增多、剧烈咳嗽,或血流动力学不稳定,应及时过渡到有创机械通气。

有创机械通气采取小潮气量"肺保护性通气策略",降低呼吸机相关肺损伤。

必要时采取俯卧位通气、肺复张或体外膜肺氧合(ECMO)等。

3.循环支持:充分液体复苏的基础上,改善微循环,使用血管

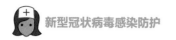 新型冠状病毒感染防护

活性药物,必要时进行血流动力学监测。

4.其他治疗措施

可根据患者呼吸困难程度、胸部影像学进展情况,酌情短期内(3~5天)使用糖皮质激素,建议剂量不超过相当于甲泼尼龙 1~2mg/kg·d;可静脉给予血必净 100mL/日,每日 2 次治疗;可使用肠道微生态调节剂,维持肠道微生态平衡,预防继发细菌感染;有条件情况下可考虑恢复期血浆治疗。

患者常存在焦虑恐惧情绪,应加强心理疏导。

(四)中医治疗。

本病属于中医疫病范畴,病因为感受疫戾之气,各地可根据病情、当地气候特点以及不同体质等情况,参照下列方案进行辨证论治。

1.医学观察期

临床表现1:乏力伴胃肠不适

推荐中成药:藿香正气胶囊(丸、水、口服液)

临床表现2:乏力伴发热

推荐中成药:金花清感颗粒、连花清瘟胶囊(颗粒)、疏风解毒胶囊(颗粒)、防风通圣丸(颗粒)

2.临床治疗期

(1)初期:寒湿郁肺

临床表现:恶寒发热或无热,干咳,咽干,倦怠乏力,胸闷,脘痞,或呕恶,便溏。舌质淡或淡红,苔白腻,脉濡。

推荐处方:苍术 15g、陈皮 10g、厚朴 10g、藿香 10g、草果 6g、生麻黄 6g、羌活 10g、生姜 10g、槟郎 10g

(2)中期:疫毒闭肺

临床表现:身热不退或往来寒热,咳嗽痰少,或有黄痰,腹胀便秘。胸闷气促,咳嗽喘憋,动则气喘。舌质红,苔黄腻或黄燥,脉滑数。

推荐处方:杏仁 10g、生石膏 30g、瓜蒌 30g、生大黄 6g(后下)、生炙麻黄各 6g、葶苈子 10g、桃仁 10g、草果 6g、槟郎 10g、苍术 10g

推荐中成药:喜炎平注射剂,血必净注射剂

(3)重症期:内闭外脱

临床表现:呼吸困难、动辄气喘或需要辅助通气,伴神昏,烦躁,汗出肢冷,舌质紫暗,苔厚腻或燥,脉浮大无根。

推荐处方:人参 15g、黑顺片 10g(先煎)、山茱萸 15g,送服苏合香丸或安宫牛黄丸

推荐中成药:血必净注射液、参附注射液、生脉注射液

(4)恢复期:肺脾气虚

临床表现:气短、倦怠乏力、纳差呕恶,痞满,大便无力,便溏不爽,舌淡胖,苔白腻。

推荐处方:法半夏 9g、陈皮 10g、党参 15g、炙黄芪 30g、茯苓 15g、藿香 10g、砂仁 6g(后下)

九、解除隔离和出院标准

体温恢复正常 3 天以上、呼吸道症状明显好转,连续两次呼吸

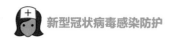

道病原核酸检测阴性(采样时间间隔至少 1 天),可解除隔离出院或根据病情转至相应科室治疗其他疾病。

十、转运原则

运送患者应使用专用车辆,并做好运送人员的个人防护和车辆消毒,见《新型冠状病毒感染的肺炎病例转运工作方案(试行)》。

十一、医院感染控制

严格遵照我委《医疗机构内新型冠状病毒感染预防与控制技术指南(第一版)》《新型冠状病毒感染的肺炎防护中常见医用防护使用范围指引(试行)》的要求执行。